La Alimentación Ecológica

Agricultura Ecológica, Huertos Urbanos y Sostenibilidad

Alejandro Andrade Gómez

ISBN: 978-1503169036

ÍNDICE

INTRODUCCIÓN

Las técnicas agrícolas ecológicas mezclan el conocimiento de la ciencia del medio ambiente y la tecnología moderna con las prácticas agrícolas tradicionales en base a lo que va a suceder naturalmente, los procesos biológicos. La agricultura ecológica se basa en la utilización óptima de los recursos naturales, obteniendo alimentos al tiempo que se cuida del medioambiente y se protege la calidad de los suelos.

Las técnicas agrícolas ecológicas se examinan en el campo de la agro-ecología. Si bien la agricultura convencional utiliza pesticidas sintéticos y fertilizantes sintéticos purificados solubles en agua, los agricultores ecológicos están limitados por las regulaciones a la utilización de pesticidas naturales y abonos de origen vegetal y a semillas no modificadas genéticamente.

La agricultura biodinámica, la agricultura natural, la indígena y la familiar, entre otras, son ejemplos de agricultura natural que busca mantener el equilibrio entre la producción de alimentos y los ecosistemas. Su objetivo es respetar el medioambiente al tiempo que obtienen alimentos naturales y más nutritivos.

Muchos productores se están cambiando a la agricultura ecológica por varios motivos. Por un lado, están aquellos que no ven claro que el uso de pesticidas y otros productos químicos en las producciones sean del todo inocuos para la salud y para el medio ambiente, por otro lado se encuentran aquellos que consideran atractivos los altos precios y el incremento rápido de este mercado en los últimos años.

Las principales técnicas de la agricultura ecológica incluyen la rotación de cultivos, los abonos verdes y el control de plagas biológico y el cultivo mecánico. Estas medidas utilizan el entorno natural para mejorar la productividad agrícola: las legumbres se establecen para fijar el nitrógeno en el suelo, los depredadores naturales de insectos se promueven para combatir las plagas que afectan a las producciones, se rotan los cultivos para confundir a las plagas y regenerar los suelos, y los materiales como el bicarbonato de potasio y otros se utilizan para luchar contra las enfermedades y las malas hierbas. Plantas más resistentes se generan a través del fitomejoramiento, en lugar de la ingeniería genética.

LOS PRINCIPIOS

Aunque la agricultura ecológica es básicamente diferente de la convencional, ya que esta emplea la utilización de fertilizantes con base de carbono en comparación con los fertilizantes de base sintéticos extremadamente solubles y el control de plagas biológico en lugar de pesticidas sintéticos, a gran escala la agricultura ecológica y la agricultura estándar no son mutuamente excluyentes. Muchas de las técnicas formuladas para la agricultura ecológica han sido adoptadas por la agricultura más establecida. Por ejemplo, la gestión integrada de plagas es una técnica multifacética que utiliza técnicas ecológicas clasificadas de control de plagas, siempre que sea concebible; sin embargo en la agricultura convencional pueden incluir el uso de pesticidas sintéticos como último recurso.

La variedad de los cultivos es un rasgo distintivo de la agricultura ecológica. En los centros agrícolas convencionales la producción suele ser en masa y de un único cultivo, en un único lugar, una práctica llamada monocultivo. La ciencia de la agro-ecología ha puesto de manifiesto las ventajas de los policultivos (varias cosechas en el mismo lugar), que se emplea con frecuencia en la agricultura ecológica. El contar con varios cultivos diferentes facilita la existencia de una amplia variedad de insectos ventajosos, microorganismos del suelo y otros factores que benefician la salud total de la finca.

Además en las producciones agrícolas ecológicas se apuesta por estrategias que utilizan abono verde y compost para reemplazar los nutrientes absorbidos de la tierra por las plantaciones y de esta forma mantener la calidad de los terrenos. Este proceso ecológico, impulsado por microorganismos, permite la producción natural de nutrientes en el suelo que a lo largo de años ha permitido alimentar a la flora del planeta.

La agricultura ecológica utiliza una variedad de técnicas para mejorar la fertilidad de la tierra, incluyendo la rotación de cultivos, cultivos de cobertura, reducción de labranza y la aplicación de compost. Reducir la labranza permite que se pierda más carbono en el aire, esto tiene una ventaja adicional que es la de reducir las emisiones de efecto invernadero y ayudar a revertir el cambio climático global.

El manejo ecológico para la reducción de malezas, en lugar de su eliminación mediante herbicidas, ayuda a su eliminación por el incremento de la competencia de los cultivos y los efectos fitotóxicos sobre las malas hierbas. Los agricultores ecológicos usan maniobras mecánicas, físicas y químicas para eliminar las malezas sin echar mano de herbicidas sintéticos.

La agricultura ecológica exige la rotación de cultivos anualmente. Lo que significa que un solo cultivo no se puede cultivar en el mismo lugar y sin otros. Las rotaciones de cultivos suelen tener cultivos de cobertura de malezas con diferentes ciclos de vida para disuadir a las malas hierbas asociadas a un determinado cultivo. Se sigue trabajando en el aprendizaje de nuevas técnicas ecológicas que ayuden a impulsar el crecimiento de microorganismos naturales que frenen la germinación de las malas hierbas comunes.

LOS ALIMENTOS ECOLÓGICOS

Desgraciadamente esa sabrosa hamburguesa junto con sus patatas fritas que tanto te gusta disfrutar podría ser parte de un efecto perjudicial mucho más grande en el medioambiente. El procedimiento de producción industrial de alimentos perjudica enormemente a nuestro planeta de la siguiente manera:

- La contaminación del suministro de agua: los productos químicos agrícolas, las hormonas utilizadas, los pesticidas son absorbidos en la capa freática, los peces mueren y el agua potable deja de serlo.

- Zonas muertas: los suelos en donde se ha llevado a cabo producción intensiva y deforestación sufren la perdida de nutrientes y corrimientos de tierra por lluvias torrenciales. Estos corrimientos de tierra ocasionan la contaminación de otras zonas como ocurre con la proliferación de algas en el agua del Golfo de México, la Bahía de Chesapeake y el Puget Sound. Estas flores cubren el agua e impiden la vida de cualquier otro organismo en el agua al desestabilizar los niveles de oxígeno.

- Contaminación del aire: las producciones agrarias son uno de los mayores contaminadores de nuestro planeta con inmensas emisiones de gases nocivos como dióxido de carbono, dióxido de azufre y amoniaco.

- Alimentación: se calcula que alrededor del 40% de la potencia utilizada por el esquema industrial de alimentación se destina a la producción de productos químicos para plantas y pesticidas.

ALIMENTOS FRESCOS

Probablemente ya lo habrás escuchado en alguna ocasión: haz uso de los productos locales. He aquí el por qué: si tu comida procede de otra región, el número de millas recorridas hasta llegar a tu supermercado habrá supuesto una enorme huella de carbono. Piensa que esas deliciosas cerezas que compraste en el mercado podrían haber llegado en avión a tu ciudad desde Chile, con todo lo que ello supone en emisiones perjudiciales para el medio ambiente. Incluso la comida que cuenta en su etiquetado con la leyenda: "Hecho en EEUU", podría haber realizado un largo camino. De media, la producción en EEUU viaja a una zona alrededor de la granja de producción de 1.300 a 2.000 para llegar al mercado.

Independientemente del cuidado al medioambiente, también podrás apreciar que cuanta menos distancia hayan recorrido los productos mejor sabor tendrán. De esta manera las frutas y verduras que solo han viajado una decena de kilómetros tienen mejor sabor que aquellas que han tenido que hacer largos recorridos. Además, la compra de productos locales puede beneficiar aún más tu salud. Por ejemplo, una gran cantidad de especialistas en alergias recomiendan la compra de miel de la zona de residencia, ya que debido a que las abejas viven en esa región la miel contiene ingredientes inmune estimulantes que ayudan al organismo a adaptarse a su entorno.

La compra de alimentos de temporada es otro de los factores a tener en cuenta. Supongamos que deseas un tomate, sin embargo donde tú vives aún no es el momento adecuado del año para su recogida; por lo tanto vas a tener que conseguir un tomate en el mercado procedente de otra región. Si tu compra la haces en un supermercado estadounidense lo más probable es que este tomate proceda de Florida o México. Ese tomate pudo haber sido recolectado verde para que el traslado no lo perjudicara y viajó hasta tu región. Cuando llegó a tu región lo más probable es que fuera guardado en un almacén donde fue gaseado con etileno para obligarlo a madurar de forma poco natural.

En cambio, si tu compras un tomate en la temporada de un agricultor de tu región lo más seguro es que este haya madurado en la planta y que tras su recogida haya viajado una pequeña distancia. Ya no solo hemos ahorrado muchas emisiones de gases sino que además este tomate sabrá mucho mejor. ¿Cómo es esto posible? La respuesta es sencilla, los tomates necesitan luz solar para producir azúcar, lo que les da su sabor dulce e intenso. Si el tomate es recogido con anterioridad su sabor será diferente.

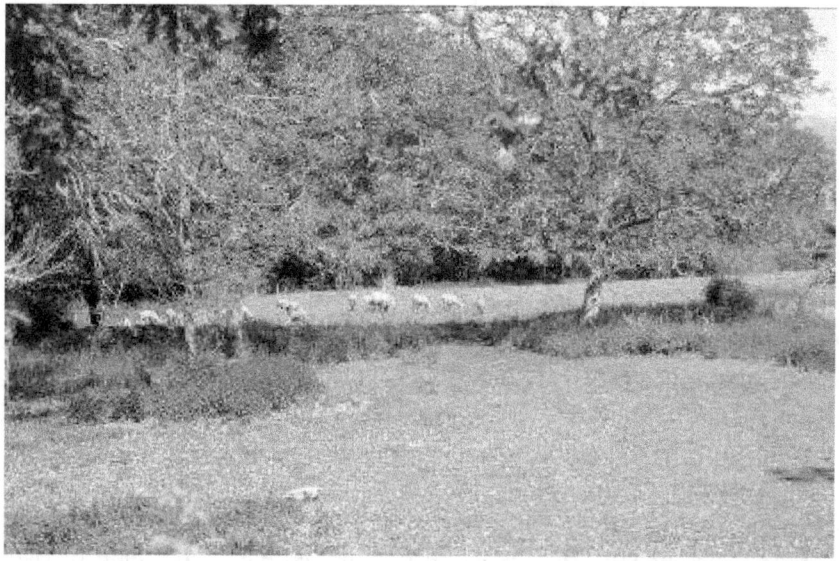

Si eres un apasionado de las carnes, no puedes hacer mejor consumo que el de productos cárnicos de producción ecológica. Esto significa que las vacas se crían y se alimentan en pastos en lugar de en corrales de engorde, donde son alimentados con piensos y antibióticos. Consumir mucho pienso puede incrementar el total de E.coi en el abdomen de las vacas, lo que en ocasiones puede producir carnes de mala calidad y perjudiciales para la salud.

Así pues, ¿cómo es que en las granjas se alimentan a los animales con piensos? Las granjas industriales suelen hacer uso de estos productos ya que suelen contar con grandes subsidios de los gobiernos, sobre todo productos como la soja o el maíz. Estos cereales cuentan con muchas proteínas lo que hace que los animales engorden rápidamente. Pero la carne de los animales alimentados así tiende a ser menor en grasa buena y elevada en grasa mala.

Las investigaciones indican que la carne de vacuno alimentado con pasto y en libertad tiene más nutrientes que aquella procedente de animales alimentados con piensos, sobre todo más beta-caroteno, vitamina E y ácidos grasos omega 3. Los nutrientes presentes en los pastos son absorbidos por el animal y en consecuencia su carne es más rica.

Además, la producción en pastos no es sólo más saludable. A medida que las vacas comen pastos, los fertilizantes y los pesticidas para la finca no se utilizan ya que el propio ganado limpia la finca. Los productores rotan a sus vacas a través de pastos variados todos los años, lo que supone una forma natural de utilizar la tierra. Si los animales pastan en un área particular, su estiércol se deposita allí. Ese estiércol se descompone en la tierra a una velocidad lenta y naturalmente lo abona, haciendo crecer más pasto que luego el ganado podrá consumir.

En cuanto al pescado un ejemplo a tener en cuenta sería el salmón. Los expertos recomiendan consumir pescado debido a su contenido en ácidos grasos omega 3, que son saludables para el corazón y ayudan a reducir el riesgo de padecer enfermedades cardiovasculares. El salmón en concreto es uno de los pescados conocidos por ser ricos en ácidos grasos omega 3. Si deseas ser ecológico en este caso, debes prestar mucha atención sobre cómo llegó este al mercado.

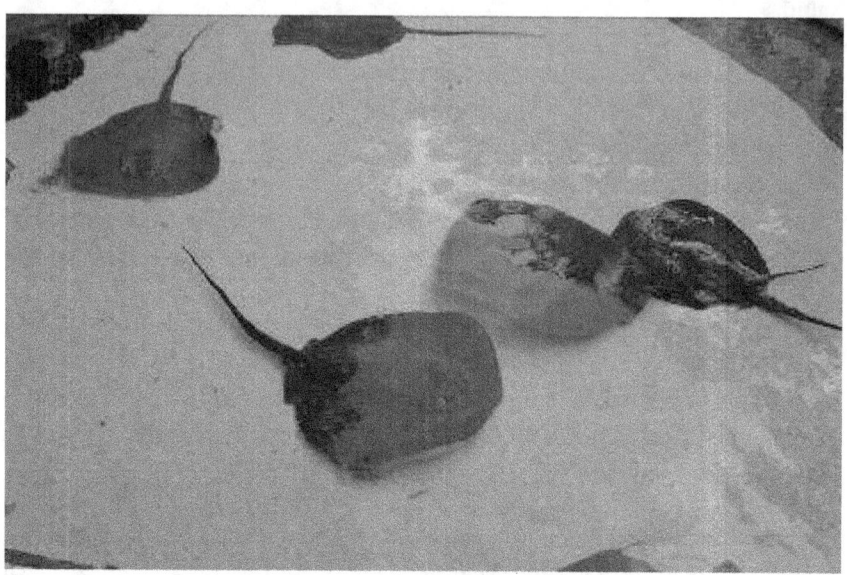

Si en el etiquetado aparece la palabra sostenible, eso significa que la captura no perjudica la población del salmón y que el hábitat no se ha visto afectado negativamente por ello. De esta forma, el salmón salvaje de Alaska es una de las opciones más beneficiosas ecológicamente hablando, ya que este tipo de salmón no es objeto de sobrepesca y la captura no perjudicará al ecosistema.

Sin embargo, el salmón procedente de piscifactorías supone un montón de problemas para el medioambiente y las poblaciones de peces salvajes. Habitualmente en las granjas de peces, estos son criados en áreas relativamente pequeñas, lo que conlleva una gran cantidad de materia fecal y la fácil transmisión de enfermedades. Como muchas de estas granjas se sitúan cerca del mar, los residuos pueden acabar en este y las posibles enfermedades ser trasladadas a las poblaciones salvajes de peces. Si los peces se alimentan de productos químicos u hormonas estas también pueden acabar filtrándose. En los casos más extremos, se ha descubierto que la contaminación derivada de estas granjas ha descompuesto el suelo marino.

LA ECOLOGÍA SOSTENIBLE

En términos sencillos, la agricultura sostenible es la producción de alimentos, fibras o productos vegetales o animales utilizando estrategias agrícolas que protegen el medio ambiente, la salud pública y el bienestar humano y animal. Este tipo de agricultura busca cultivar alimentos más saludables sin comprometer que en el futuro las próximas generaciones puedan hacer lo mismo.

La conservación de los recursos productivos y del medio ambiente constituyen las dos exigencias básicas.

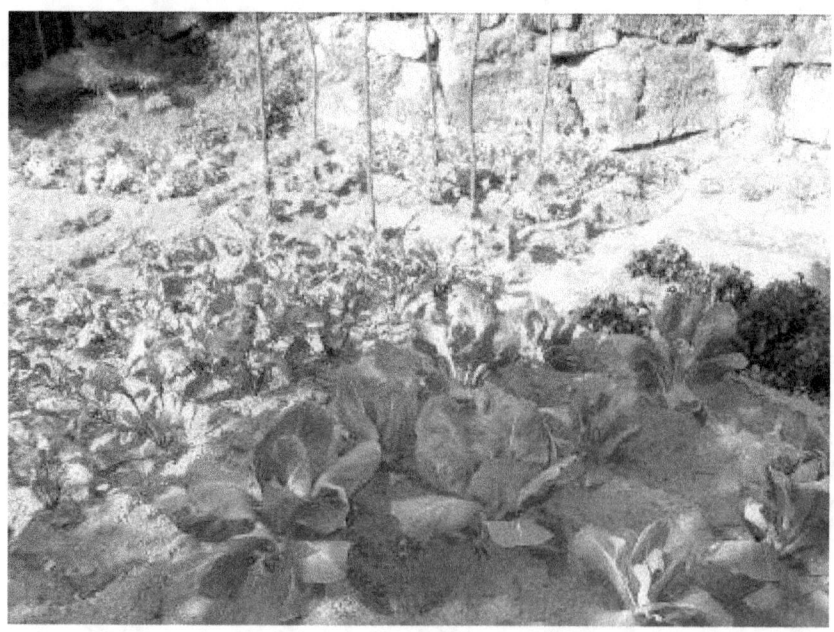

LOS BENEFICIOS

Las ventajas básicas de la agricultura sostenible son:

Conservación del medio ambiente

Las granjas sostenibles producen cultivos y animales sin utilizar pesticidas tóxicos, productos químicos, semillas genéticamente modificadas, productos que degradan el suelo, el agua o los recursos naturales adicionales.

Mediante la producción de una variedad de plantas y la utilización de estrategias como la rotación de cultivos, la labranza de conservación, la cría de ganado en pastos y granjas sostenibles promueven la protección de la biodiversidad y el desarrollo y mantenimiento de los ecosistemas.

Cuidado de la salud pública

La producción de alimentos nunca debe ser a expensas de la salud del ser humano. Como las granjas de cultivos sostenibles impiden el uso de plaguicidas peligrosos son capaces de producir frutas y verduras más seguras para los consumidores, los trabajadores y las comunidades cercanas. Además, los ganaderos de granjas ecológicas crían su ganado sin la utilización de hormonas o antibióticos no terapéuticos, lo que unido a la gestión responsable de los residuos de los animales de la granja, hace que estos protejan a los seres humanos de la exposición a los agentes patógenos, toxinas y otros contaminantes.

Asimismo los alimentos ecológicos aportan más nutrientes que los convencionales y sus efectos en el organismo son positivos. Estudios han puesto de manifiesto que los alimentos ecológicos cuentan con entre un 40% y un 60% más de vitaminas y minerales que los productos producidos de forma convencional. Además se conservan mucho mejor.

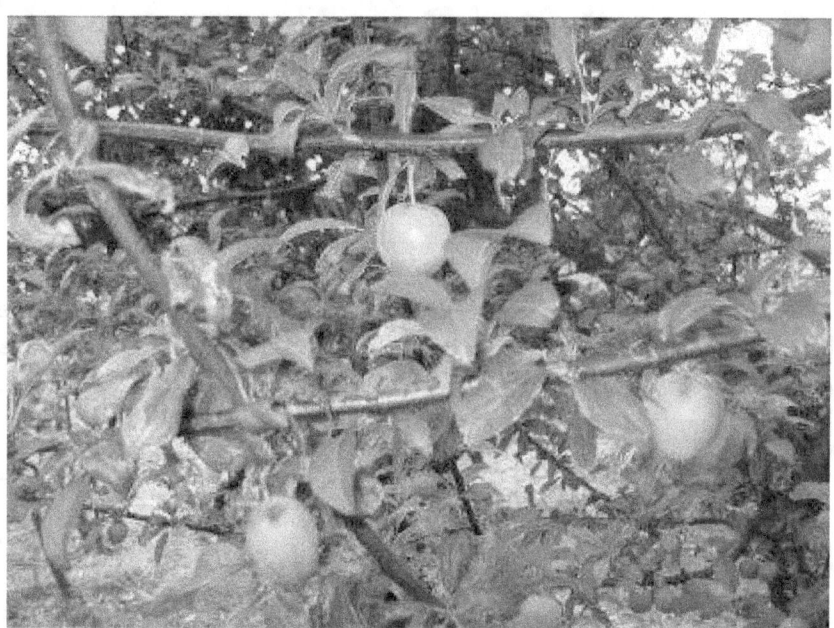

El mantenimiento de las comunidades

Un componente vital de la agricultura sostenible es su poder para mantenerse económicamente viable, el suministro de los agricultores, peones, procesadores de alimentos y otras personas que trabajan en el sistema alimentario, con unas ganancias habitables y seguras, con situaciones de trabajo justas. Además impulsa las economías locales y regionales, la creación de puestos de trabajo y la construcción de comunidades fuertes.

El cambio a la agricultura ecológica puede ser más fácil y rentable para algunos productores en función de si estos utilizan agroquímicos sintéticos de forma intensiva o no, si tienen acceso a mano de obra suficiente (este tipo de agricultura suele necesitar más mano de obra que la convencional), si es el propietario de la tierra en la que trabaja, etc. Todos estos factores determinarán el coste de pasar de un tipo de producción a otro.

Protege a los animales

Los agricultores y ganaderos sostenibles tratan a las criaturas con cuidado y respeto, con la implementación de prácticas y cría de animales de granja que protegen su salud y su bienestar. Al alimentarse mediante el pasto, estos animales son libres de moverse, participar en acciones instintivas y evitar la tensión y enfermedades derivadas de vivir afiliados a confinamiento.

Todo esto favorece la calidad de la carne.

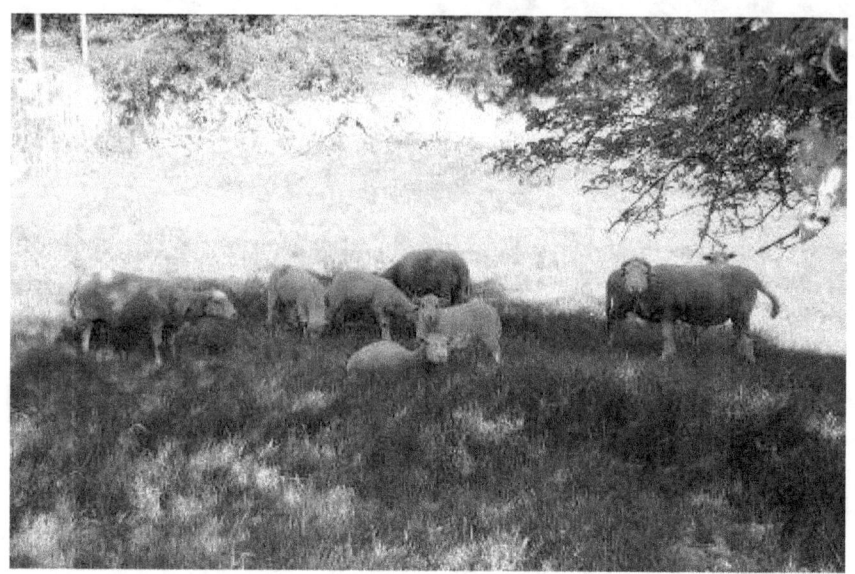

LA AGRICULTURA ECOLÓGICA

La hormona de crecimiento bovina, parcialmente hidrogenado, grasas monosaturadas, bajo en grasa, reducido en grasa, contiene grasas trans, con l-caseitas y bifudus activos... como si la decodificación de las etiquetas no era ya lo bastante complicada ahora nos enfrentamos a una variedad inmensa de términos y mensajes con los que los fabricantes nos hablan de sus productos y de los supuestos beneficios para la salud de su consumo.

¿QUÉ ES?

La tendencia a consumir alimentos ecológicos parece ser una tendencia de estilo de vida para muchos, lo que se traduce en un gran filón de negocio, debido por un lado a su creciente consumo y por otro a que estos productos suelen comercializarse a un precio superior que los procedentes de la producción intensiva.

El hecho de que cada vez seamos más consciente de la necesidad de cuidar el planeta y a nosotros mismos ayuda a que la gente se preocupe cada vez más en cómo se produce aquello que comemos.

Entonces ¿Qué es lo que hace a un producto ecológico?

La agricultura ecológica se basa en principios de la agricultura holística y ecológicamente equilibrada que afectan a la fertilidad del suelo, rotación de los cultivos y el control natural de plagas. Puede sonar como un concepto evasivo, sin embargo, la base de la agricultura ecológica es en realidad muy simple: permitir que la naturaleza haga lo que mejor lleva a cabo.

Una gran variedad de productos ecológicos se encuentran disponibles en la actualidad en los supermercados: granos, carnes, lácteos, huevos, vegetales y fibras naturales, como el algodón. Al no usarse ningún producto químico, hormonas, pesticidas o medicamentos de engorde, estos no pasan a la producción con lo que se obtiene un producto mucho más natural y libre de sustancias que no debieran estar presentes en el.

En el año 1994 en EEUU había entre 2.500 y 3.000 agricultores ecológicos certificables. En el año 2005 todos los estados tenían unas cuantas granjas ecológicas certificadas. Hoy en día hay más de 10.000 agricultores ecológicos certificados en todo el país.

Existen requisitos concretos para certificar la producción ecológica para la mayoría de los cultivos, animales, peces, actividades forestales o cultivo de productos silvestres. Las normas para la agricultura ecológica proceden en su mayoría de agencias privadas pero también hay muchos países que han creado normal nacionales. La agencia escogida debe estar reconocida oficialmente y ser conocidas en los países a los que se espera exportar la producción.

Aunque puede parecer un concepto novedoso, el término agricultura ecológica empezó a usarse ya en el año 1940. Desde entonces se ha hecho un largo recorrido. Esta corriente tuvo su inicio en Inglaterra en el año 1930 por parte de los agrónomos Lady Eve Balfour y Sir Albert Howard, tras su experiencia vivida en la India en donde las técnicas de producción occidentales no se podían adoptar razón por la que centraron sus esfuerzos en observar la naturaleza y aprender de ella.

Howard en su libro, Un testamento agrícola (del año 1940), recoge sus observaciones y estable los fundamentos para la agricultura ecológica como la protección de los suelos, el uso de coberturas, producción de compost y el uso de los recursos locales, entre otros principios.

Pocos años después, Barfour publicó su libro The Living Soil, en donde afirmaba que la salud de los suelos y la salud del ser humano son inseparables.

ALIMENTOS NATURALES Y LOS ALIMENTOS ECOLÓGICOS

Mira a tu alrededor en un supermercado cualquiera de tu ciudad. En estos días te encontrarás con un montón de alimentos marcados como "natural" y "bueno para la salud". Un sinfín de promesas de vitaminas, ayudas para reducir el colesterol, mejorar nuestras defensas, hierro...

Sin embargo, ¿es lo mismo natural que ecológico?

¿QUÉ DIFERENCIAS EXISTEN?

La respuesta en un NO sin rodeos. Siempre que te sea posible, selecciona las bebidas y los alimentos ecológicos certificados. Los alimentos y bebidas ecológicas certificados han cumplido con los estándares que la legislación impone para que puedan ser considerados como tales. Este etiquetado te garantiza que estás comprando un producto ecológico de confianza y que se han respetado las normas establecidas para su producción.

¿Qué tipo de fruta, verduras y cereales pueden ser certificados como ecológicos?

Sólo aquellos que cumplen lo siguiente:

- Han sido cultivados en un suelo seguro, libre de lodos de depuradora, sales de plomo y cloruro de potasio, entre otras sustancias, por lo menos tres años antes de su primera cosecha ecológica.

- No hay alteraciones. Los organismos genéticamente modificados, la irradiación y los aditivos están prohibidos.

- Son almacenados de forma individual. Los manipuladores, procesadores de alimentos y fabricantes tienen que separar los productos ecológicos de los que no lo son y tomar medidas para garantizar que los alimentos ecológicos no entren en contacto con productos químicos o sustancias no permitidas durante todo el proceso.

¿Qué tipo de carne, leche, huevos y productos animales pueden ser certificados como ecológicos?

Existe una serie de requisitos previos para obtener esta certificación, incluyendo:

- Sincronización: los animales tienen que ser criados de forma ecológica desde el ultimo trimestre de su gestación (para el ganado) o a más tardar el segundo día de vida (para las aves de corral).

- Alimentación ecológica: los productos de alimentación animal tienen que ser al cien por cien procedentes de cultivos ecológicos.

- Acceso al aire libre (incluyendo las tierras de pastoreo para los animales que pastan). Cada animal debe tener sombra, refugio, aire fresco, luz solar directa y espacio suficiente para moverse adecuado a su especie.

- No mezclar. Los artículos de animales ecológicos tienen que estar separados de los productos no ecológicos. Los productos de animales ecológicos no deben entrar en contacto con productos químicos o sustancias prohibidas.

Ten en cuenta que incluso si un productor está certificado como ecológico, la utilización de la etiqueta "USDA Organic" es voluntaria. Además, no todo el mundo pasa por el procedimiento estricto para llegar a obtener la certificación, sobre todo en las producciones pequeñas. Si compras en un mercado local, no dudes en preguntar por la forma de producción de la comida que vas a poner en tu plato.

TU PROPIO HUERTO URBANO

Entre las actividades que más puedes llegar a disfrutar tanto a nivel individual como en familia es la de cultivar tu propia comida. Además del placer de poder cultivar deliciosas frutas, verduras y hierbas aromáticas en tu propio patio trasero, verás mejorar la salud de tus seres queridos y aportar tu granito de arena en el cuidado del medio ambiente.

También puede ser una estupenda actividad para practicar con los niños y enseñarles más sobre la naturaleza y el respeto al medio ambiente.

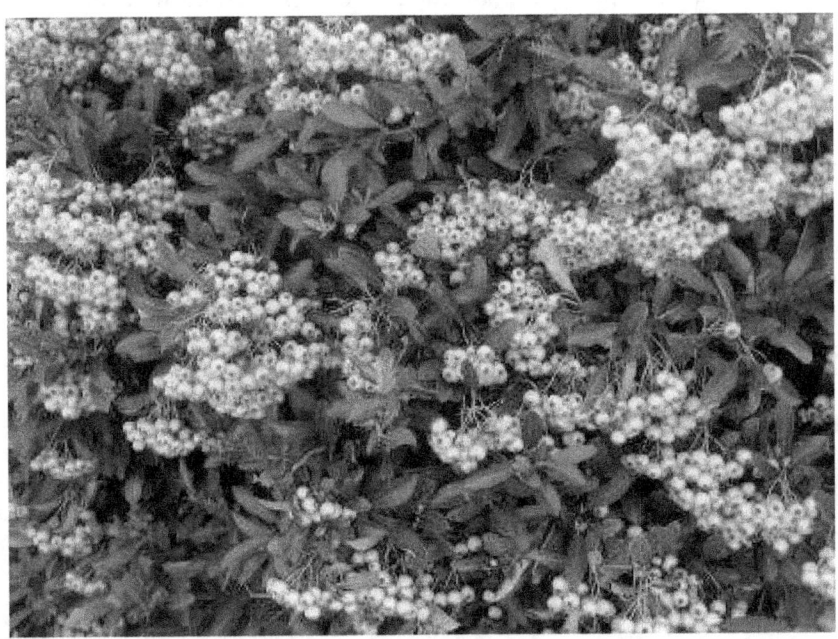

¿POR QUÉ TU HUERTO URBANO?

Una gran cantidad de estudios han demostrado que los alimentos cultivados ecológicamente tienen más minerales y nutrientes que aquellos cultivados con pesticidas artificiales y abonos químicos. Hay una gran razón por la cual los mejores chefs de todo el mundo usan sólo productos ecológicos en sus cocinas: estos tienen mejor sabor y textura. La agricultura ecológica comienza con la nutrición del suelo, lo que finalmente conduce a la nutrición de la planta y, por fin, a un mayor aporte de nutrientes a nuestros cuerpos.

La producción de tu propia comida puede ayudarte a reducir tu factura en el supermercado. En lugar de invertir tu dinero en la adquisición de productos que no te van a nutrir como debieran, pasa tiempo en tu jardín y aprende a cosechar tu propia comida.

Ten en cuenta que muchos productos químicos son absorbidos por las plantas en las producciones estándares, así en la actualidad muchas personas se encuentran expuestas a ingerir productos que afectarán a su salud en el futuro.

Según el Servicio de Conservación del Suelo en torno a más de tres millones de toneladas de capa superficial del suelo se erosiona cada año en EEUU. Esto implica que el suelo se erosiona siete veces más rápido de lo que lo haría de forma natural. La tierra es la base de la cadena alimenticia en la agricultura ecológica pero la agricultura tradicional la ve como un medio para contener las plantas, que luego fertilizarán químicamente y producirán de forma intensiva. Por este motivo la erosión está afectando muy negativamente a los suelos estadounidenses.

El agua supone dos tercios de nuestra masa corporal y cubre las tres cuartas partes del planeta. La EPA estima que los plaguicidas –algunos de los cuales son cancerígenos- contaminan el agua subterránea en 38 estados, contaminando la fuente principal de agua potable para más de la mitad de la población del país.

Las granjas estadounidenses han cambiado drásticamente en las últimas tres generaciones, desde la agricultura basada en pequeñas empresas a grandes industrias agrícolas. La agricultura moderna utiliza más petróleo que cualquier otra industria sola, consumiendo hasta el 12% de la oferta total de energía del país.

De esta forma, crear un pequeño huerto y producir nuestras propias verduras y frutas supone una gran ayuda para frenar la situación generada, mejorar nuestra nutrición y cuidar nuestro planeta.

Algunos de los pesticidas admitidos por la EPA se aprobaron antes de llevar a cabo investigaciones que han unido estos productos químicos con el cáncer y otras enfermedades.

En la actualidad la EPA considera que el 70% de los herbicidas, el 90% de los agentes funguicidas y el 30% de los insecticidas cancerígenos. La conclusión es que los pesticidas son venenos configurados para matar organismos vivos y pueden lastimar al ser humano del mismo modo. Como el cáncer, los pesticidas están implicados en anomalías congénitas, daño a los nervios y mutaciones cromosómicas.

PLANIFICACION DE UN HUERTO

Todo comienza con el suelo. La utilización de una tierra adecuada conduce a la producción de cultivos más sanos, reduce la posibilidad de enfermedades y aumenta la productividad general.

Las estrategias comunes utilizadas por los jardineros ecológicos para gestionar la calidad del suelo –que no se refiere sólo al suelo sino al agua, malas hierbas, plagas, etc. – incluyen la utilización de estiércol, compost, cultivos de cobertura, abonos verdes y rotación de cultivos.

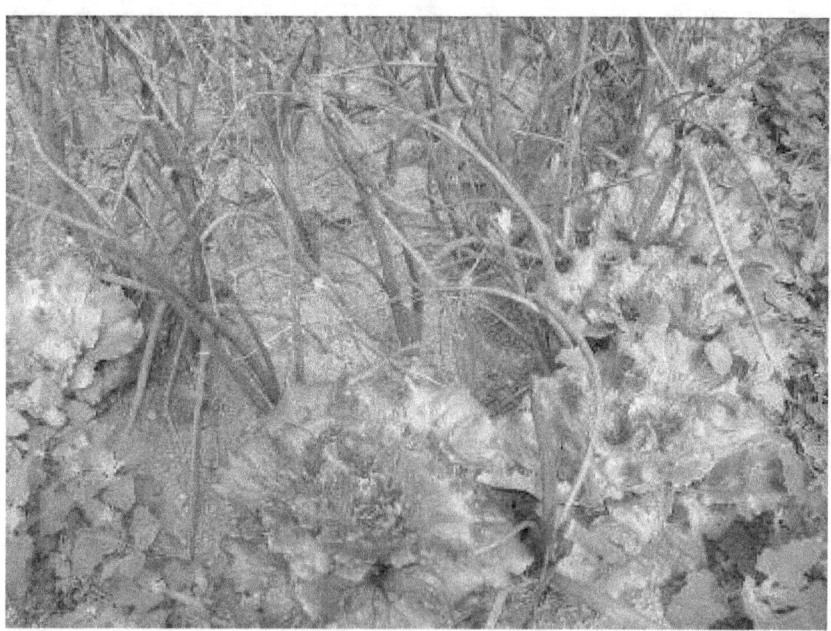

APROVECHA LOS RECURSOS DE TU HUERTO

Aprovecha el espacio de tu jardín, balcón o terraza para empezar a crear tu propio huerto ecológico. Tener un huerto integrado en tu jardín puede darle un toque atractivo a la estética de ese espacio y ser un orgullo para ti.

En función del tamaño del que dispongas podrás cultivar más o menos frutas o verduras. No te desmoralices si no dispones de un gran terreno: una pequeña franja puede permitirte saborear algunas hortalizas o contar con frescas hierbas aromáticas con las que mejorar tus platos.

Por ejemplo, si cuentas con sólo un pequeño balcón o terraza, una opción atractiva puede ser utilizar mesas de cultivo urbano, existen varios tamaños y modelos que se pueden ajustar a tu espacio. Otra opción sería el uso de jardineras o macetas, existen varios modelos tanto verticales como horizontales. Mide tu espacio y estudia las opciones que mejor se adaptan a el, no dudes en preguntar en las tiendas especializadas, ellos podrán asesorarte e indicarte incluso que cantidad podrás llegar a cultivar y asesorarte sobre que especies se darán mejor en tu espacio según su tamaño y horas de luz solar directa o indirecta.

Para el riego, puedes hacer uso de diferentes opciones. Existen programadores y otros accesorios que pueden hacerte más fácil esta tarea. El riego por goteo es otra de las alternativas. En caso de que la superficie a regar no sea muy extensa puedes utilizar conos de riego.

Pregunta en las tiendas de tu localidad o si lo prefieres busca por la red. Te sorprenderá ver la cantidad de productos que hay a tu alcance para montar tu propio huerto. No solo recipientes, también palas, rastrillos, plantadores, horcas... hay un sinfín de opciones adaptadas a los huertos urbanos.

El compost es materia ecológica utilizada con éxito tanto en huertos familiares como en granjas. Están compuestos de material ecológico que se extiende en capas sobre jardines y campos de cultivo ecológico. Suelen están compuestos de:

- Residuos del jardín: virutas de madera, restos de hierba y hojas.

- Residuos ecológicos: posos de café, bolsitas de té, frutas y verduras.

- Abonos- excrementos de aves, vacas o caballos.

Utilizando el compost puedes alentar la proliferación de bacterias ventajosas y hongos que ayudarán a producir un suelo rico en nutrientes, al tiempo que reduces la necesidad de utilizar fertilizantes químicos.

Los abonos verdes y los cultivos de cobertura también ayudan a mejorar la calidad del suelo. Las plantas se crían específicamente para beneficiar al suelo. Debes seleccionar las plantas de cobertura en función de las necesidades de tu jardín. Los cultivos de cobertura en general se utilizan para proteger al suelo de la erosión hídrica y eólica, ayudan a mantener la estructura del suelo y a mantener el nivel de materia ecológica del mismo.

El abono verde es una especie de cultivo de cobertura planeado específicamente para agregar nutrientes de vuelta a la tierra.

Los cultivos de cobertura son igualmente utilizados en lugar de los pesticidas convencionales para mantener a raya a las malas hierbas y como una distracción para los insectos. ¿Alguna vez has notado como las malas hierbas siempre aparecen para hacerse cargo de un parche desnudo de tu césped?

Florecen donde no hay plantas adicionales que estén creciendo en su camino. Los cultivos de cobertura se apoderan del espacio donde a las malas hierbas les gustaría tener su hogar. La idea detrás de la utilización de cultivos de cobertura en el control de plagas es tanto para atraer a las plagas beneficiosas, como mariquitas, a la zona durante todo el año y para disuadir a las plagas no deseadas de los cultivos, proporcionando una opción atractiva y sabrosa.

¿DÓNDE COMPRAR PRODUCTOS ECOLÓGICOS?

En el mercado los agricultores son capaces de tratar con las personas que se acercan a el. Ellos pueden responder a preguntas a cerca de cómo se cultiva el maíz o si existían pesticidas utilizados en los pepinos.

Habitualmente hasta dejan probar sus productos antes de comprarlos y suelen estar dispuestos a resolver cualquier duda acerca de cómo conservar el producto o las alternativas existentes para su elaboración.

Algunos productores suelen vender conservas naturales o mermeladas procedentes de sus huertos... o incluso postres caseros.

EL MERCADO

Aunque esto puede sonar como algo raro a día de hoy con la cultura de supermercados lo más cerca posible de los hogares y abiertos en amplias franjas horarias, los mercados agrícolas están llegando a ser más y más populares cada año. Los productos proceden de la zona, el ambiente es bueno, levanta el ánimo y la comida es sabrosa. Al comprar en el mercado local de agricultores, estás reduciendo el número de millas que viaja el producto, el dinero llega directamente al productor y se apoya a la agricultura local y los espacios verdes, además de generar puestos de trabajo y riqueza.

CONSEJOS ÚTILES SOBRE LOS MERCADOS

Descubre un mercado de agricultores cerca de tu zona. Investiga en Internet, fíjate en sí hay carteles anunciándolo o si se va a organizar alguna feria o evento promocional de alguno de los productos típicos de tu zona.

Puede ser que el mercado sólo se lleve a cabo en determinadas épocas del año o que los productos varíen en función del mes en el que se asiste a ellos. También es posible que encuentres en tu mercado local productos traídos de zonas próximas.

Compara los precios entre los productos del supermercado y los de los mercados de agricultores. Podrás descubrir si eres capaz de recibir una mejor oferta en el mercado de agricultores que en tu supermercado y a la inversa, compara el olor, sabor y textura de los productos comprados en uno y otro lugar para apreciar las diferencias.

Lleva bolsas reutilizables al mercado. Es una opción ecológica y te garantiza poder llevar cómodamente tus compras mientras disfrutas del día, hojeas los puestos y disfrutas de los olores. No tengas prisa, sumérgete en el ambiente y conoce todo lo que los productores de tu zona pueden ofrecerte.

Haz de tu salida al mercado un plan familiar, salida o excursión semanal. Muchas veces hay música y stands donde se puede comprar comida ya lista y participar en juegos donde los más pequeños de la casa se lo pasarán en grande. Puede ser una agradable opción para los fines de semana, al tiempo que educativa.

LA DESPENSA ECOLÓGICA

Si te gusta cocinar, entonces es probable que su despensa ya esté bien surtida en su camino de convertirse en una gran despensa vegana. Los cambios más importantes que hará son en sus fuentes de proteínas. Porque las habas son una excelente fuente de proteínas y proporcionan una proteína completa cuando se consume con arroz, vamos a empezar su despensa vegetariana con frijoles.

LAS HABAS

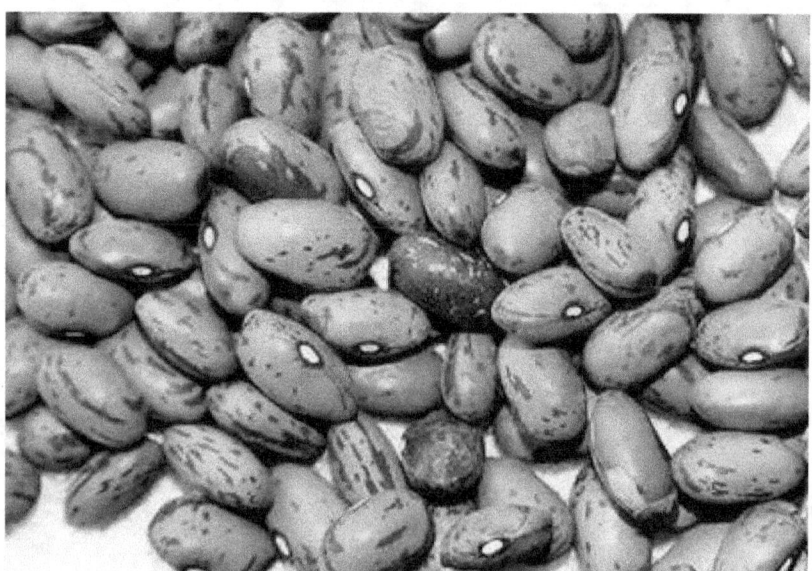

Las habas pueden convertirse muy fácilmente en su fuente de proteína principal. Son fáciles de cocinar, proporcionan proteínas y fibra, y hay casi tantos tipos de granos diferentes, que se parece a una caja de lápices de colores. A la hora de comprar frijoles, estos se pueden comprar enlatados o secos.

Si va a cocinar las habas secos, estos tienden a tener un poco más gases de que los otros frijoles, por ello considere usar una olla a presión. Cocinar las habas en una olla a presión rompe la lectina, que es la principal causa de los problemas digestivos de los granos.

Al comprar frijoles enlatados, busque las habas que no tienen aditivos y que incluyen, sin coste, adicional sal o azúcar.

A continuación vamos a ver algunos tipos de frijoles para añadir a su despensa:

- Las habas negros

- Lentejas guisantes de ojo negro

- Garbanzos

- Grandes habas norteñas (cannellini)

- Habas rosadas

- Habas pintas

- Habas rojas o guisantes partidos

GRANOS ENTEROS Y DE HARINAS

Los granos enteros son otra fuente principal de proteína y fibra. Si usted compra a granel, asegúrese de guardarlas en su refrigerador. Considere la adición de los siguientes cereales y harinas para su despensa:

- Cebada

- Bulgur

- Cuscús

- Millet

- Arroz

- Quinoa

- Granos de trigo,

- Triticale

- Harina de maíz

- Quinoa teff

- Harina de arroz

- Harina de tapioca

- Harina de escanda

- Harina de trigo integral

ACEITES, VINAGRES, SALSAS, ESPECIAS, CONDIMENTOS Y OTROS

Una de las mejores características de la cocina vegana es la abundancia de sabores que llegaremos a disfrutar y experimentar. Considere la adición de los siguientes elementos para su despensa:

- El aceite de coco

- El aceite de oliva

- Aceite de sésamo oscuro

- El aceite de oliva virgen extra cártamo, girasol u otro aceite ligero con sabor

- Salsa de soja o tamari

- Vinagre balsámico

- El vino tinto y vinagre de vino blanco

- Vinagre de arroz

- El vinagre de manzana

- Salsa Barbacoa

- Salsa de pastas

- Aderezos para ensaladas

- Salsa de maní tailandés

- Salsa de Curry

- Miso

- Mostazas

- El aceite de chile y pegar

- Tahini

- Caldo de verduras

- La levadura nutricional

- Especias - tantas como quieras

- Salsa de tomate, los tomates picados y la pasta de tomate

- Mayonesa vegana

- La leche de coco enlatada

PASTAS Y FIDEOS

Siempre es una buena idea tener las pastas y los fideos a mano. Y hay una gran variedad para elegir y dan bastante consistencia a una comida. Considere lo siguiente:

- Pasta de sémola

- Pasta de Arroz

- Fideos de trigo sarraceno

- Pasta Kelp

- Sopa de fideos de rosca de haba

FRUTOS SECOS

Los frutos secos, las frutas y semillas son unos aperitivos excepcionales. También son excelentes para rellenar ensaladas. También, las mantequillas de frutos secos son muy sabrosas y pueden mejorar un bocadillo o se puede untar en las tostadas del desayuno. Las nueces y semillas son altas en fibra y proteínas, así como una buena fuente de grasas saludables. Unos buenos productos para su despensa serían:

- Tahini (a base de semillas de sésamo y se añade a los garbanzos mezclados para un delicioso hummus dip)

- Mantequilla de almendra

- Mantequilla de maní

- Las semillas de cáñamo

- Cacahuetes

- Anacardos

- Nueces

- Las pacanas

- Semillas de girasol

- Semillas de calabaza

- Piñones

- Las semillas de chía - con alto contenido de ácidos grasos omega

- Las semillas de lino - también es alto en ácidos grasos omega

- Cerezas secas

- Manzanas secas

- Albaricoques secos

FRUTAS, VERDURAS Y PROTEÍNAS VEGETALES

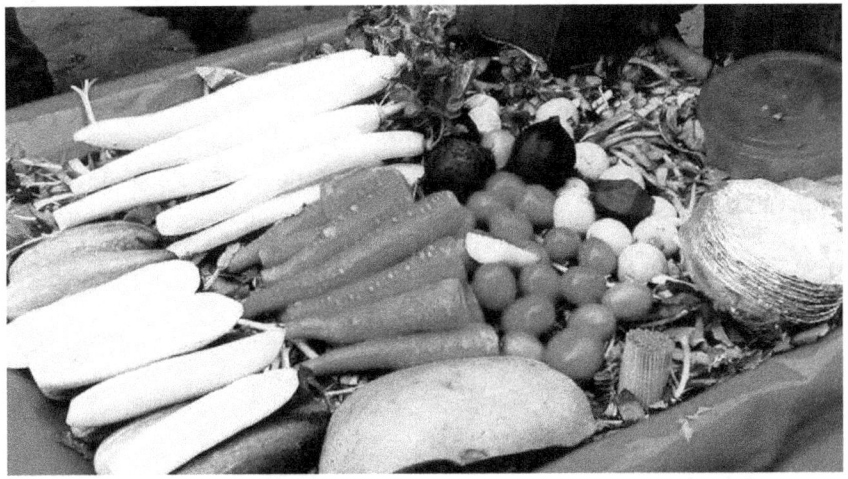

Ninguna despensa está completa sin las patatas, el ajo, la cebolla y las patatas dulces. También considere la adición de chalotes a su lista, y una buena variedad de patatas, incluyendo la roja, jóvenes, añejas y papas moradas. Cada tipo de patata proporciona nutrientes diferentes.

También hace falta decir que seguramente usted querrá llenar tu despensa con gran abundancia de frutas y verduras. Tenga siempre a mano verdura de hojas verdes, como la espinaca y la col rizada, porque son ricas en nutrientes. Tenga en cuenta también que es bueno probar fruta o verdura nueva cada semana para ayudar a que su dieta se mantenga muy completa y variada.

Las proteínas vegetales incluyen el tofu, el tempeh y el seitán. El seitán es en realidad gluten de trigo, por lo que si tiene sensibilidad o problemas con el gluten no lo coma. El tofu y el tempeh están hechos de soja. El tempeh está fermentada y se considera que es muy saludable. El tofu es fácil de cocinar y generalmente agarra el sabor de lo que usted está cocinando con el. La soja es uno de los cultivos modificados genéticamente más comunes. Si usted está buscando las variedades no transgénicas sólo tendrá que buscar tofu orgánico.

El TVP, textured vegetable protein o proteína vegetal texturizada es otro tipo de proteína que necesitará añadir a su despensa. Esta soja puede ser utilizada para hacer una gran variedad de comidas, incluyendo las "hamburguesas".

GASTRONOMÍA Y RESTAURACIÓN.

Hay muchos retos para la adaptación de un estilo de vida ecológico. Algunos de estos serán más fáciles de superar que otros. Por ejemplo, a usted le resultará fácil discutir sus opiniones con la de los consumidores de carne, pero seguramente llevará peor el tema de tener que encontrar alimentos que sean estrictamente vegetarianos. Echemos un vistazo a algunos de los retos y consejos más comunes que le ayudarán a maniobrar a través de ellos.

LOS SUSTITUTIVOS ECOLÓGICOS

Hay algunas áreas que serán un reto para usted, esto es tener que encontrar una opción vegana acertada. Esto sucede a menudo en los restaurantes donde la carne es la única opción del menú. La buena noticia es que aumenta la conciencia vegana, y cada vez existen más restaurantes que están ofreciendo elementos ecológicos en su menús. Considere hacer una lista de restaurantes que ofrezcan menús vegetarianos para poder ir a comer o cenar con sus amigos y familia sin mucha dificultad.

Cuando esté en el supermercado, la clave para encontrar sustitutos amigables ecológicos es aprender a leer las etiquetas. Por ejemplo, existen muchos alimentos a base de soja como el yogur y el queso que todavía pueden contener productos lácteos. Algunos condimentos y salsas tienen caseína en ellos, que es una proteína de la vaca de leche.

ADAPTAR SUS PAPILAS GUSTATIVAS

Mientras que los alimentos vegetarianos son deliciosos, le puede resultar difícil adaptar su paladar a algunas de las opciones veganas. Por ejemplo, una hamburguesa de granos no se puede comparar con una hamburguesa de ternera. Incluso en las mejores condiciones, deberá adaptarse a ser capaz de dejar de lado las ideas preconcebidas sobre lo que supone como sabe algo. Una hamburguesa de vegetariana o vegana puede no saber como una hamburguesa, pero todavía puede ser un comida sabrosa.

Si usted se ve que está luchando, reconsidere la situación de un estilo de vida ecológico. Trate de vivir sin carne durante un día o por lo menos en la mayoría de sus comidas. Muchos nutricionistas recomiendan no consumir carne antes de las 17:00. Entonces la cena sería la única comida del día, donde se consumen productos de origen animal. A medida que sus papilas gustativas y estilo de vida se adaptan, usted puede comprobar que es mucho más fácil ser ecológico de lo que inicialmente pensaba.

EXPECTATIVAS

Vivimos en una sociedad en el consume de carne a gran escala. Usted puede hacer frente a la crítica y someterse a los juicios y comentario de sus amigos y familiares debido a sus opciones de alimentación. Hay dos formas básicas para afrontar estar situaciones.

Lo primero es explicar por qué tomó la decisión de vivir un estilo de vida ecológico y compartir lo mucho que está disfrutando de su vitalidad, el su bienestar y de los sorprendentes Pancakes de Tiramisu que ha desayunado hoy. O usted puede decirles que es su elección y que sólo tienen que respetarla.

La manera de aceptar las críticas dependerá de su personalidad y de con quién está tratando.

PLANIFICACIÓN DE LAS COMIDAS

Para estar saludable es importante planificar la alimentación para asegurarse de que está recibiendo las suficientes verduras y fibra. Muchos ecológicos sin querer caen en el hábito de carbohidratos con almidón porque el pan y las magdalenas son fáciles y convenientes. Trate de encontrar algunas buenas recetas y libros de cocina vegana y empiece a experimentar. Se sorprenderá por las muchísimas recetas deliciosas que encontrará y descubrirá muchos sabores extraordinarios que no habría descubierto sino fuera por su elección vegana. Le aseguro que con el tiempo usted nunca se sentirá como que se esté privando a sí mismo de nada ni que se esté perdiendo nada especial, más bien al contrario, se dará cuenta de que su elección, aparte de ser la más saludable, culinariamente hablando es la mejor opción por la enorme variedad de alimentos y de sabores que descubrirá.

ANTOJOS

Los antojos le pueden suceder alguna vez durante la transición a un estilo de vida ecológico. Muchas personas que consumen una gran cantidad de productos lácteos descubren que realmente pierden el sabor y la cremosidad de la lechería. Pruebe a ir a la sección de no lácteos del congelador de su supermercado. Los productos a base de leche de coco son muy cremosos y tienen una textura similar. Los aguacates también son una delicia porque son altas en grasa, como la leche y tienen una textura cremosa cuando están machacadas. Si estás deseando una hamburguesa, pruebe una hamburguesa vegetariana con lechuga, tomate, cebolla y otros condimentos ecológicos.

CONSIDERACIONES FINALES PARA SU ESTILO DE VIDA LIBRE DE CRUELDAD ANIMAL.

Si está luchando para abrazar completamente un estilo de vida ecológico tenga paciencia consigo mismo. No tiene por que ser todo o nada. Conozca sus factores desencadenantes y haga ajustes sobre la marcha. Puede que desee encontrar a un amigo ecológico o participar en algún foro online como apoyo y motivación.

Vivir un estilo de vida ecológico es gratificante y es un cambio de vida que hará que usted sea más feliz con lo que está haciendo. Recuerde sus razones para cambiar sus hábitos alimentarios. Estás viviendo un estilo de vida mucho más saludable. Estás mejorando el medio ambiente y que le está evitando a millones de animales una vida y una muerte realmente cruel e innecesaria.

EJEMPLO DE POSTRES

MUFFIN DE PLÁTANO Y CHOCOLATE

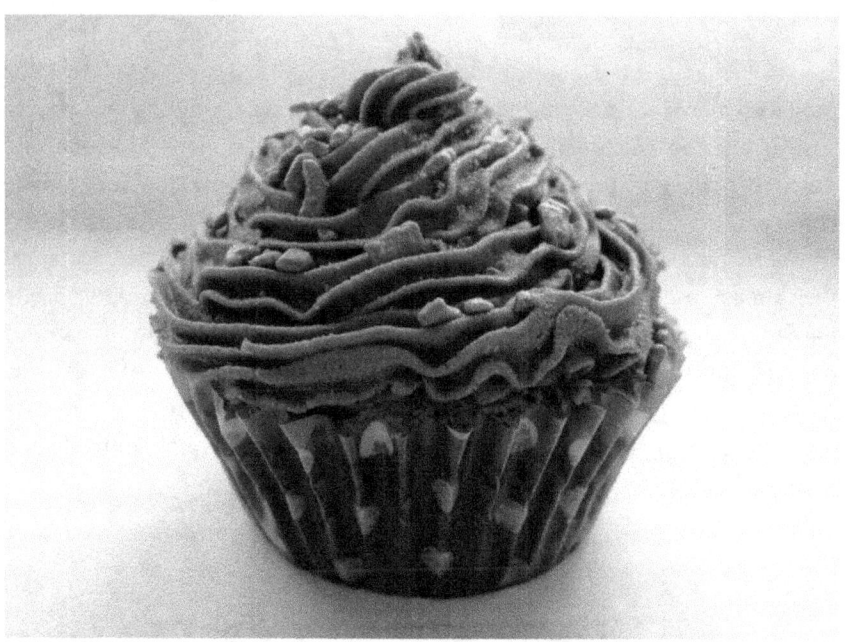

Ingredientes

- 1/2 taza de leche de coco

- 1/2 taza de plátano maduro (alrededor de 1)

- 1/3 taza de aceite de canola (yo usé girasol)

- 1 cucharadita de extracto de vainilla

- 3/4 taza de azúcar moreno

- 1 taza de harina

- 1/3 taza de cacao en polvo

- 3/4 de cucharadita de bicarbonato de sodio

- 1/2 cucharadita de polvo de hornear

- 1/4 cucharadita de sal

- 1/8 cucharadita de canela

Método de preparación

Precaliente el horno a 180 grados. En un tazón pequeño, machaque el plátano con un tenedor. Mezcle la leche de coco, el azúcar, el aceite y el extracto de vainilla hasta que se mezclen, agregue el puré de plátano y mézclelo todo un poco más. En un bol, tamice la harina, el cacao en polvo, bicarbonato de sodio, el polvo de hornear, la canela y la sal. Haga un hueco en el centro de los ingredientes secos y vierta en la mezcla de plátano.

Revuelva hasta que esté suave, procure no mezclar en exceso.

Vierta la masa en moldes para muffins, llenando cada uno con 2 o 3 cucharadas de masa. Hornee 18-20 minutos o hasta que al insertar un palillo en el centro salga limpio. Sáquelos del horno y déjelos enfriar completamente.

PASTEL DE PLÁTANO Y COCO

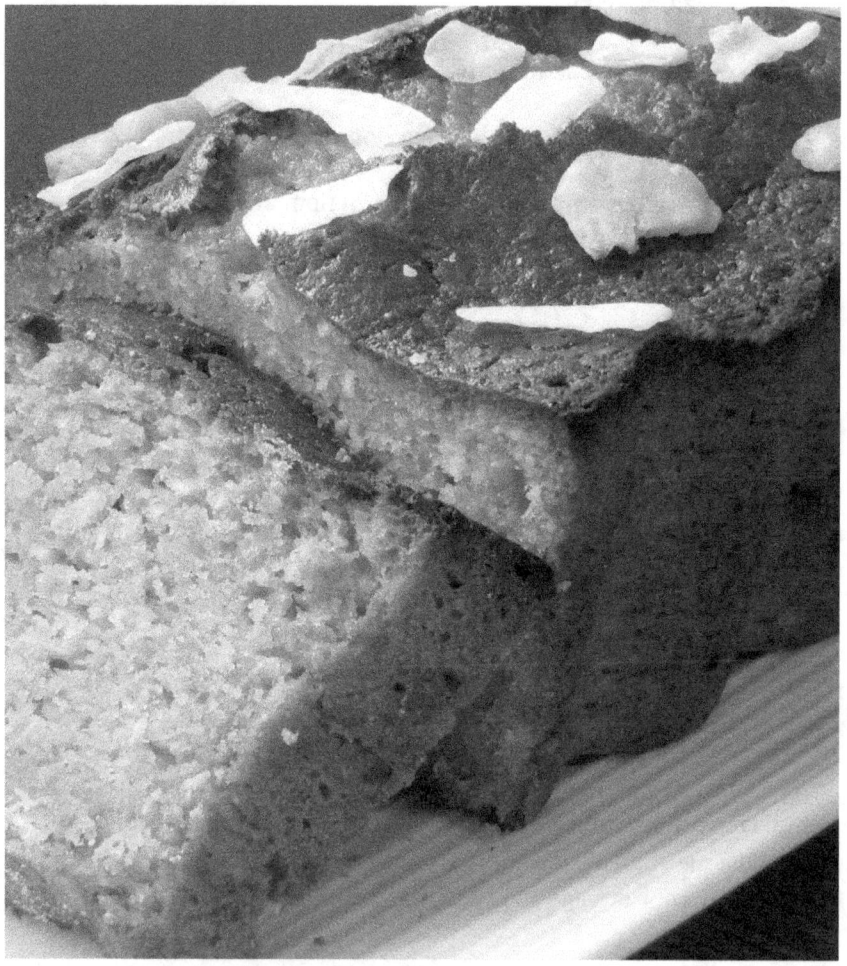

Receta del libro: "Regali golosi", dice Sigrid Verbert

Ingredientes: para 12 porciones

- 240 gramos de harina de trigo

- 4 plátanos Maduro

- 100 gramos de azúcar moreno

- 60 ml agua

- 3 cucharas (sopera) de coco rallado

- 1 cuchara (sopera) de levadura en polvo

- 1/2 cucharadita (pequeña) de sal

- una vaina de vainilla

Método de preparación

Batimos el plátano en la licuadora o batidora hasta que quede homogéneo y cremoso. Después de batir el plátano, añada agua con azúcar y la vaina de vainilla. Después añada la   harina, la levadura en polvo y la sal. Vierta la mezcla en un plato para hornear de 20x20 cm y espolvoree el coco rallado por encima. Ponga el plata en el horno precalentado a 180 °C durante 40 minutos o hasta que el pastel tenga un tono dorado. Después sacarlo del horno y déjelo enfriar.

SUGERENCIAS

Los productos básicos que conoces: leche, pan, huevos ... Son productos que se consumen en gran cantidad y que suponen un gran gasto mes a mes a lo largo de toda tu vida... por lo que vale la pena elegir con cuidado en donde se va a invertir tanto dinero.

La compra de productos de temporada, la comida local, es una bendición para el medio ambiente por muchas razones. Como la mayoría de los alimentos viaja muchos kilómetros para llegar a tu mesa, la comida de origen local frena la emisión de gases nocivos y protege el medioambiente. La comida local asimismo utiliza menos material de embalaje, es más fresco y apetitoso y viene en más surtidos. Se apoya también en pequeños productores locales y les permite adquirir más por sus productos al no tener que hacer frente a gastos de transporte, procesamiento, promoción y refrigeración.

La forma más beneficiosa para localizar la comida local es en los mercados agrícolas o con la comunidad de apoyo a la agricultura (CSA) que proporcionan con frecuencia la entrega a domicilio.

En lugar de comprar los alimentos que vienen en grandes embalajes (la mayoría de los cuales son de plástico a base de petróleo), busca alimentos no envasados o minimamente envasados, prueba con tus propios envases y compra a granel o escoge marcas que utilizan embases de plástico de base biológica... y naturalmente trata de reutilizar o reciclar cualquier envase que llegue a tus manos. Además, algunas sustancias químicas pueden llegar a los alimentos procedentes de los embalajes.

Ser respetuoso con el medio ambiente en tus comidas no sólo se trata de comida que termina en tu plato, sino de todo el procedimiento, de todo el ciclo de vida. Las sobras que utilizas para el compost reducirán las cargas en los vertederos, mejorarán la calidad de tu suelo para producir ricas y saludables verduras.

La compra a productores locales reduce también el uso de combustible y el tráfico innecesario, evitando emisiones innecesarias y haciendo más seguras las carreteras al haber menor cantidad de desplazamientos. Planificar tus comidas también ayudará al medio ambiente: no hacer más comida de la necesaria y reducir los residuos son buenas prácticas tanto para el planeta como para tu bolsillo.

El consumo de alimentos crudos también ayuda a reducir el consumo de energía.

La carne es uno de los productos que más recursos consume. La producción consume grandes cantidades de agua, cereales, tierra e insumos adicionales, incluyendo hormonas y antibióticos y conduce a la contaminación del suelo, aire y agua. Si eres un gran consumidor de carne intenta reducir su consumo, ser ecológico o vegetariano es una opción que el planeta te agradecerá pero si esta opción no te atrae o no te ves capaz de llevarla a cabo, reducir la ingesta de carne uno o dos días a la semana puede ser un buen punto de partida.

Según varios estudios, en el mundo entero hay más de mil millones y medio de vacas y éstas son los mayores productores de metano del mundo. Sus flatulencias contienen gases contaminantes que influyen en el crecimiento del efecto invernadero.

¡Sus emisiones de gases contaminantes es mayor que las emisiones de los automóviles!

Uno de los motivos por el cual las vacas producen tantos gases es en parte debido a que la producción ganadera no ha hecho mas que crecer y por ello para sostener ese mercado se alimenta a las vacas con pastizales alterados químicamente para que la hierba crezca más rápidamente y se puedan alimentar a las vacas. Estos suelos modificados afectan al organismo de las vacas y les provocan más flatulencias a las vacas. En algunos casos incluso les provocan infértiles.

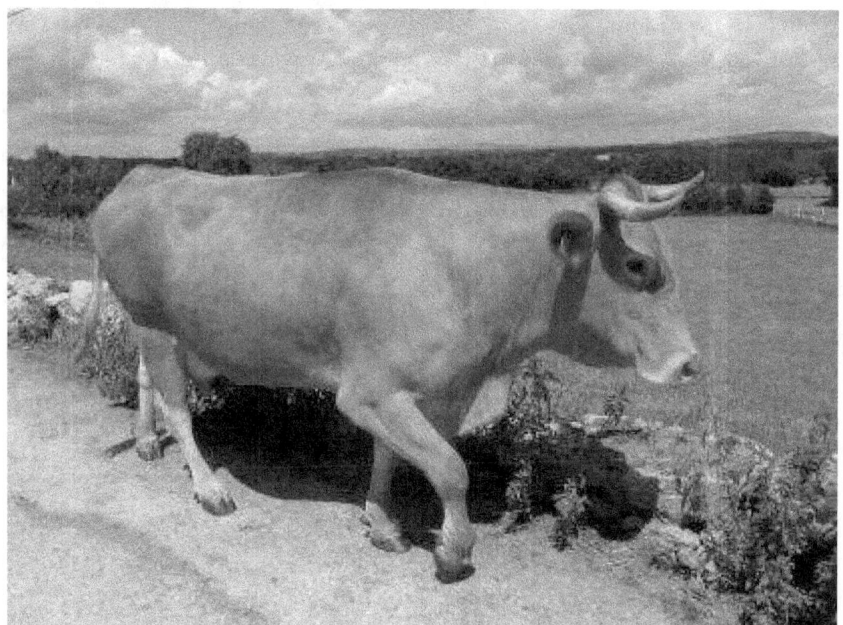

CONCLUSIONES

No se trata sólo del dinero en efectivo, comer de forma ecológica es una opción individual que conlleva beneficios no sólo para tu propia salud sino también para el medioambiente.

Si comes productos ecológicos no solo estás escogiendo una forma de alimentación sino también una forma de ser más respetuoso con el medioambiente, protegiendo los ecosistemas de la contaminación procedente de la industria, reduciendo las emisiones, apoyando el comercio local y ayudando a que se reduzca la erosión de los suelos.

Si bien es cierto que los productos ecológicos suelen ser más caros que los procedentes de las producciones convencionales el incremento del consumo de estos ha animado a que cada vez haya más productores ecológicos con el consiguiente aumento de producción y el descenso de los precios. Asimismo se ha incrementado la variedad de frutas, verduras y carnes procedentes de agricultura ecológica.

De hecho muchos supermercados cuentan con zonas dentro de sus establecimientos en donde puedes encontrar productos procedentes de producción ecológica. Hojea entre los pasillos para conocer con que productos puedes llenar tu despensa.

ACERCA DEL AUTOR

Este libro ha sido escrito por Alejandro Andrade Gómez.

Espero que les sirva de ayuda en su búsqueda de una vida más sana y más ecológica y comprometida con el medioambiente.